PERSPECTIVAS EN MEDICINA:

Influencia de la dieta cetogénica junto con el ejercicio físico en pacientes con Diabetes Mellitus Tipo 2

© PERSPECTIVAS EN MEDICINA: Influencia de la dieta cetogénica junto con el ejercicio físico en pacientes con Diabetes Mellitus Tipo 2

© Inmaculada Torres Fernández, Ana María Reche Rodríguez, Andrés Fernando Rojas Gutiérrez, Cristina Espuche Jiménez, María Espuche Jiménez, Rosa María Fernández Martínez.

ISBN Libro en papel: 978-84-685-8485-0

ISBN eBook en PDF: 978-84-685-8486-7

1ª EDICION

Septiembre 2024

Impreso en España

Editado por Asociación Murciana de Desarrollo Profesional de las Profesiones Sanitarias

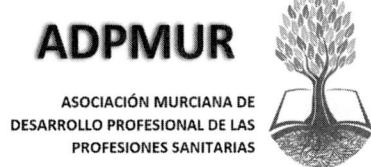

ADPMUR

ASOCIACIÓN MURCIANA DE
DESARROLLO PROFESIONAL DE LAS
PROFESIONES SANITARIAS

9 788468 584850

Autores:

Inmaculada Torres Fernández

- Graduada en Medicina por la Universidad de Granada
- Médico especialista en Medicina Familiar y Comunitaria
- Máster en Alimentación en la actividad física y el deporte. Universidad Oberta de Cataluña

Ana María Reche Rodríguez

- Graduada en Medicina por la Universidad de Murcia
- Médico especialista en Medicina Familiar y Comunitaria
- Máster en Urgencias y Emergencias de la Universidad Católica San Antonio de Murcia
- Máster en Prevención de Riesgos Laborales de la Universidad Miguel Hernández de Elche

Andrés Fernando Rojas Gutiérrez

- Graduado en Medicina en la Universidad de la Sabana, Bogotá, Colombia
- Médico Especialista en Medicina Familiar y Comunitaria
- Máster en Dirección y Gestión Sanitaria en la Universidad de la Rioja
- Máster en Prevención de Riesgos Laborales de la Universidad Miguel Hernández de Elche

Cristina Espuche Jiménez

- Graduada en Medicina por la Universidad de Murcia
- Médico Interno Residente de Aparato Digestivo
- Máster en Prevención de Riesgos Laborales de la Universidad Miguel Hernández de Elche

María Espuche Jiménez

- Graduada en Medicina por la Universidad de Murcia
- Médico Interno Residente de Medicina Familiar y Comunitaria
- Máster en Prevención de Riesgos Laborales de la Universidad Miguel Hernández de Elche

Rosa María Fernández Martínez

- Graduada en Medicina por la Universidad Miguel Hernández de Elche
- Médico especialista en Medicina Familiar y Comunitaria
- Máster en Prevención de Riesgos Laborales de la Universidad Miguel Hernández de Elche

Cura a veces, trata con frecuencia y consuela siempre

Hipócrates

Prólogo de la colección

En Ciencias de la Salud nos encontramos con diferentes situaciones en cada momento, situaciones a las cuales hay que dar respuesta de forma rápida y efectiva, ya que como profesionales buscamos la excelencia en los cuidados que proporcionamos tanto de nuestros pacientes como a la población.

Por este motivo presentamos esta colección de PERSPECTIVAS EN MEDICINA, que desde una perspectiva práctica desarrollamos una serie de aspectos básicos y actualizaciones para el FACULTATIVO SANITARIO ESPECIALISTA.

Esta obra está coordinada, revisada y validada con **ref. 2024/0957** por un panel de expertos de la Sociedad Científica **ADPMUR, Asociación Murciana de Desarrollo Profesional de las Profesiones Sanitarias** bajo el número de inscripción 14.112/1a, entre cuyos fines está el difundir y promocionar el desarrollo profesional continuo mediante la formación continuada en las profesiones sanitarias.

En ningún momento nuestras pretensiones son sustituir los manuales existentes ni hacer propias las fuentes utilizadas, sino disponer de una guía para la mejora de nuestro desempeño en el trabajo.

Quisiera agradecer personalmente a todos los autores que han participado en la colección ya que han realizado un trabajo envidiable y los animo a continuar en esta dirección.

Presidente de ADPMUR / Coordinador de la colección

Juan A. Flores Martín

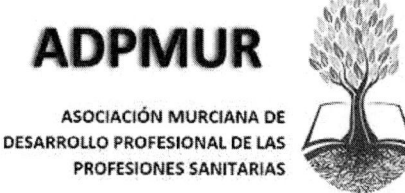

Resumen

Introducción: La diabetes mellitus tipo 2 (DM2) es una enfermedad crónica de gran prevalencia a nivel mundial, con graves repercusiones sobre la salud. La alimentación saludable y el ejercicio físico son los pilares fundamentales de su tratamiento. La dieta cetogénica es una opción para mejorar el perfil glucídico-lipídico y la composición corporal en este tipo de población.

Objetivo: valorar el impacto metabólico de la dieta cetogénica junto con el ejercicio físico en población con DM2.

Metodología: revisión sistemática realizada a través de diversas bases de datos, de publicaciones desarrolladas entre los años 2013 y 2024, sobre la influencia de la dieta cetogénica (DC) y el ejercicio físico sobre la DM2, de la DC sobre la DM2 y de la DC sobre la microbiota intestinal (MI).

Resultados: se obtuvo que la dieta cetogénica, controlada por expertos, se considera una opción como base del tratamiento en la DM2, ya que se consiguen mejoras en el perfil glucémico, lipídico y antropométrico de este tipo de población.

Conclusiones: existe unanimidad entre los artículos revisados respecto a los efectos positivos de la dieta cetogénica y el ejercicio, por separado, en el tratamiento de la DM2. Sin embargo, se necesitan más investigaciones que combinen DC y ejercicio físico.

Palabras clave: *diabetes mellitus tipo 2, dieta cetogénica, ejercicio físico, microbiota.*

Abstract

Introduction: Type 2 diabetes mellitus (DM2) is a highly prevalent chronic disease worldwide, with serious repercussions on health. Healthy eating and physical exercise are the fundamental pillars of treatment. The ketogenic diet is an option to improve the carbohydrate-lipid profile and body composition in this type of population.

Objective: to assess the metabolic impact of ketogenic diet with physical exercise in DM2 population.

Methodology: systematic review carried out through various databases, of publications developed between 2013 and 2024, on the influence of the ketogenic diet (KD) and exercise on DM2, of physical KD on DM2 and of KD on the intestinal microbiota (IM).

Results: it is obtained that the ketogenic diet, controlled by experts, is considered an option as the basis of treatment in DM2, since improvements are achieved in the glycemic, lipid and anthropometric profile of this type of population.

Conclusions: there is unanimity among the articles reviewed regarding the positive effects of the ketogenic diet and exercise, separately, in the treatment of DM2. However, more research is needed that combines KD and physical exercise.

Key words: *type 2 diabetes mellitus, ketogenic diet, physical activity, microbiota.*

1. Introducción

Según la ADA (American Diabetes Association), la Diabetes Mellitus (DM) es una enfermedad crónica caracterizada por una alteración del metabolismo de los carbohidratos, que aparece cuando el páncreas no produce la suficiente insulina o cuando el organismo no utiliza de forma eficaz la insulina producida, resultando en una hiperglucemia (1).

De forma general, en el metabolismo de la glucosa intervienen dos hormonas: la insulina y el glucagón. La insulina es secretada cuando existen niveles elevados de glucosa en sangre, para reducir la concentración y distribuirla en los tejidos para su posterior uso como fuente de energía o como almacenamiento. El glucagón es una hormona encargada de generar mayores concentraciones de glucosa en sangre y se produce cuando hay un déficit de niveles circulantes (2).

La diabetes se puede diagnosticar mediante el test de tolerancia a la glucosa o mediante el análisis de hemoglobina glicosilada (HbA1c) en sangre, que refleja la glucemia en los últimos 3 meses. Los criterios diagnósticos de la ADA (1,2) son:

- HbA1c ≥ 6,5% o la glucosa plasmática en ayunas ≥ 126 mg/dl.
- Un valor de glucemia tras 2 horas de sobrecarga oral con 75 g de glucosa ≥ 200 mg/dl.
- Síntomas clásicos de hiperglucemia (polidipsia, polifagia, poliuria y/o pérdida de peso) con una prueba plasmática de glucosa aleatoria ≥ 200 mg/dl, al azar, a cualquier hora del día.

Para la prediabetes, los criterios diagnósticos son: HbA1c entre 5,7-6,5%, glucosa plasmática 100-125 mg/dl o glucosa tras sobrecarga oral de 75 g de 140-199 mg/dl (1,2).

Salvo en el caso de síntomas claros con glucosa ≥ 200 mg/dl, se requieren dos resultados analíticos anormales, medidos al mismo tiempo o en dos momentos diferentes. (1,2).

La DM se ha convertido en un problema mundial de salud pública (3). La importancia de estimar la prevalencia de diabetes radica en identificar una población con mayor riesgo a presentar morbilidad microvascular y macrovascular, peor calidad de vida y mortalidad prematura. En la actualidad, alrededor de 537 millones de adultos de entre 20 y 79 años presentan diabetes. Se prevé que la cantidad total aumente a 643 millones para 2030 y a 783 millones para 2045 (4). Este aumento podría deberse a muchos factores, entre ellos: mejoría en las tasas de supervivencia, cambios demográficos, aumento en la frecuencia de detección de casos, cambios en los criterios diagnósticos y diversos factores ambientales y de comportamiento que aumentan el riesgo de incidencia de diabetes.

Respecto de la mortalidad, entre 2000 y 2019 las tasas de mortalidad por diabetes normalizadas por edades aumentaron en un 3% (5,6).

La DM presenta diversos subtipos patofisiológicos, entre los que destacan (1,2):

- Diabetes Mellitus Tipo 1 (DM1): debida a la destrucción autoinmune de las células beta del páncreas, que generalmente conduce a un déficit absoluto de insulina.
- Diabetes Mellitus Tipo 2 (DM2): debida a una pérdida progresiva de la secreción de insulina por parte de las células beta del páncreas, frecuentemente en el contexto de una resistencia a la insulina.
- Diabetes Mellitus Gestacional (DMG): similar a la DM2, que es diagnosticada en el segundo o tercer trimestre del embarazo, no presente previamente al embarazo.
- Otros tipos de diabetes: síndromes de diabetes monogénica, enfermedades del páncreas exocrino, diabetes inducidas por fármacos o sustancias químicas, etc.

De todos los subtipos de DM, la DM2 es la más prevalente, ya que su desarrollo depende principalmente de factores de riesgo modificables. Además, se espera un incremento progresivo en la población de las tasas de obesidad, seguimiento de dietas no saludables, vida sedentaria y un progresivo envejecimiento de la población (3).

Los principales factores de riesgo para desarrollar Diabetes Mellitus tipo 2 (7,8) son:

- Presentar sobrepeso u obesidad.
- Antecedentes familiares de diabetes.
- Presentar prediabetes.
- Tener antecedentes de diabetes gestacional.
- Edad por encima de 35 años. En la infancia y pubertad puede aparecer DM2, pero el riesgo aumenta con la edad.
- Etnias: afroamericana, indígena norteamericana, asiática, americana, hispana/latina o isleña del Pacífico.
- Llevar a cabo una alimentación no saludable, con exceso de azúcares añadidos.
- Estilo de vida sedentario/inactividad física.

1.1. Fisiopatología de la DM2

La DM2 es un trastorno metabólico multifactorial, resultado de la interacción de factores genéticos y ambientales. Se caracteriza por hiperglucemia crónica, resistencia a la insulina y, en estadios más avanzados, un defecto en la secreción de la insulina (9).

En la DM2, la resistencia hepática y periférica a la insulina afecta la absorción de glucosa por parte de los tejidos, produciendo una hiperglucemia en ayunas y posprandial (9). La hiperglucemia aparece cuando la secreción de insulina ya no puede compensar la resistencia a la misma. Aunque la resistencia a la insulina es característica en las personas con DM2 y aquellos con alto riesgo de desarrollarla, en estadios más avanzados de la patología también existe disfunción de las células beta pancreáticas resultando en un deterioro de la secreción de la insulina que va progresando con el paso del tiempo (10).

En la actualidad, se identifican un conjunto de mecanismos metabólicos que condicionan la hiperglucemia sostenida en DM2 (11,12):

- Disminución del efecto incretina, impidiendo la secreción prandrial normal de insulina.
- Incremento de la reabsorción tubular renal de glucosa.
- Disminución de la captación muscular de glucosa.
- Disfunción de ciertos neurotransmisores cerebrales que inhiben el centro de la saciedad y con el consecuente aumento del apetito.
- Aumento de la producción hepática de glucosa (Gluconeogénesis).
- Aumento de la secreción de glucagón por la célula α del páncreas.
- Disminución paulatina de la secreción de insulina por el páncreas.
- Incremento de la lipólisis.

El incremento de la lipólisis en DM2 provoca obesidad y aumento de peso, que a su vez son determinantes sustanciales en el desarrollo de la resistencia a la insulina en la DM2 (13). La incapacidad para suprimir la lipólisis en el tejido adiposo incrementa las concentraciones plasmáticas de ácidos grasos libres, que pueden comprometer el transporte de glucosa estimulado por la insulina y la actividad de la glucógeno sintasa muscular. El tejido adiposo también libera múltiples factores (adiponectina, factor de necrosis tumoral-alfa, interleucina 6, leptina, resistina...) capaces de influir sobre el metabolismo de la glucosa (14,15).

Las personas con diabetes mellitus y obesidad comparten mecanismos patogénicos similares: inflamación sistémica, resistencia a la insulina, aumento de reactantes de fase aguda, estrés oxidativo, disfunción mitocondrial, cambios micro y macrovasculares, etc (16).

1.2. Microbiota y DM2

En el organismo cohabitan numerosos microorganismos alojados alrededor de su superficie corporal y en las cavidades conectadas con el exterior. La microbiota intestinal (MI) (colonizadores microbianos del intestino), es una parte funcional muy importante del organismo. Aporta genes (microbioma) y presenta funciones en múltiples procesos fisiológicos como el desarrollo somático, la nutrición o la inmunidad (17).

La gran mayoría de las bacterias intestinales del adulto (≈90 %) pertenecen a los grupos: Bacteroidetes y Firmicutes. Las Proteobacterias, Actinobacterias, Fusobacterias y Verrucomicrobia comprenden el 10% restante junto a otras pocas especies del dominio Arquea. Dentro de la MI también se incluyen levaduras, fagos, protistas y virus bacteriófagos (18).

Algunas enfermedades crónicas se asocian a la disbiosis, que consiste en el desequilibrio entre las proporciones de los grupos de la MI. Los cambios en la transmisión vertical de la microbiota y en los estilos de vida de la sociedad desarrollada, parecen estar relacionados con la aparición de la disbiosis. Generar y mantener la diversidad de la MI parece que ayuda en la prevención de enfermedades no transmisibles (17). La disbiosis de la MI se asocia a numerosas enfermedades (inflamatorias, autoinmunes, metabólicas, neoplásicas, trastornos de conducta...), entre ellas la DM (19).

La dieta es un factor importante en la composición y diversidad de la MI Metabolitos microbianos derivados de la dieta, como los SCFAs (*short chain fatty acids*) se asocian a la secreción y a la sensibilidad a la insulina y, por tanto, la incidencia de diabetes tipo 2. Por lo tanto, parece que la respuesta glucémica del organismo tras una comida, se determina por la fisiología del hospedador así como por la composición de la MI, que a su vez depende en gran medida de la dieta del hospedador (20).

1.3. Alimentación y ejercicio físico en DM2

Las características de la dieta que llevan a cabo los pacientes diabéticos son fundamentales para evitar la progresión de la enfermedad o el desarrollo de complicaciones. Los pacientes diabéticos presentan a menudo comorbilidades, entre ellas la obesidad. Por este motivo es importante que lleven a cabo una alimentación saludable. La dieta mediterránea es la que mayor evidencia científica presenta al respecto (1), teniendo resultados óptimos en el control glucémico, de peso corporal, y otros factores de riesgo cardiovascular. Sin embargo, en los últimos años se han desarrollado dietas con diferentes composiciones de macronutrientes, donde también se han objetivado cambios en la aparición y/o control de factores de riesgo cardiovascular asociados a la DM2. Entre ellas, la dieta cetogénica restringe el consumo de hidratos de carbono (HC) a un máximo del 23% de la composición total de la ingesta diaria (21-70 g de HC de la ingesta diaria total) (21). Con este tipo de dieta, cuando la ingesta diaria de HC es menor a 50g al día, se generan mayores niveles de cetonemia (cuerpos cetónicos en sangre). La cetonemia en la dieta cetosis nutricional suele oscilar entre los 0,5 y 3 mg/dL. La cetoacidosis que es una de las principales complicaciones agudas de la diabetes, suele producirse a partir de los 10 mg/dL, por lo que, si se realiza una dieta cetogénica con un control estricto por parte de nutricionistas expertos, no deberían producirse complicaciones agudas (22).

En cuanto al ejercicio físico, su práctica de forma regular aporta gran cantidad de beneficios físicos y mentales, y en el caso de pacientes con DM2, es uno de los pilares fundamentales del tratamiento, ya que mejora los niveles de glucemia, aumenta la sensibilidad a la insulina, disminuye los lípidos en sangre y disminuye el peso corporal (23). Se ha observado que, con el ejercicio físico aeróbico, anaeróbico y con combinación de ambos, se producen reducciones significativas de la HbA1c. La recomendación general es realizar ejercicio físico combinado con un volumen semanal de 150 min, a una intensidad moderada (24).

2. Objetivos

2.1. Objetivo general

Valorar el impacto metabólico de la combinación de dieta cetogénica y ejercicio físico en el paciente con Diabetes Mellitus tipo 2.

2.2. Objetivos específicos

- Valorar el impacto de la dieta cetogénica en la reducción del peso, de la tensión arterial y del valor de LDL, como factores de riesgo cardiovascular en el paciente con DM tipo 2.
- Valorar el impacto del ejercicio físico en la reducción del peso, de la tensión arterial y del valor de LDL, como factores de riesgo cardiovascular en el paciente con DM tipo 2.
- Valorar el impacto de la dieta cetogénica y el ejercicio físico sobre la MI.
- Objetivar si la dieta cetogénica es apta para pacientes deportistas con DM tipo 2.

Todo ello genera un conjunto de cuestiones investigables, a saber:

- En pacientes diabéticos tipo 2, el seguir una dieta cetogénica, respecto de seguir una dieta estándar, ¿ayuda a reducir los factores de riesgo cardiovascular como el peso, el colesterol LDL y la tensión arterial?
- En pacientes diabéticos tipo 2, el realizar ejercicio físico (de cualquier tipo) frente a no realizarlo, ¿ayuda a reducir los factores de riesgo cardiovascular como el peso, el colesterol LDL y la tensión arterial?
- En pacientes diabéticos tipo 2, el seguir una dieta cetogénica respecto a seguir una dieta estándar (u otro tipo de dieta) ¿proporciona beneficios a nivel de MI que mejoran sus síntomas?

3. Metodología

3.1. Tipo de estudio y repositorios utilizados

La metodología empleada se ha basado en una revisión bibliográfica de la literatura científica existente sobre la influencia de la dieta cetogénica en combinación con el ejercicio físico en pacientes con Diabetes Mellitus tipo 2.

Las bases de datos utilizadas para identificar los estudios fueron:

- PubMed.
- Biblioteca Cochrane.
- Biblioteca UOC https://biblioteca.uoc.edu/es/
- Google académico.

3.2. Estrategia de búsqueda y palabras clave utilizadas

La estrategia de búsqueda utilizada ha consistido en:

- Tomar como referencia publicaciones desarrolladas entre los años 2013 y 2024, ambos inclusive. La búsqueda de publicaciones científicas se realizó a través de: bases de datos, revistas electrónicas y páginas webs relacionadas con la temática del trabajo.

- Se establecieron palabras clave y términos MeSH para la búsqueda bibliográfica.

Las palabras claves utilizadas han sido: *diabetes, type 2 diabetes mellitus (diabetes mellitus tipo 2), ketogenic diet (dieta cetogénica), physical activity (ejercicio físico), sport (deporte), microbiota.*

Términos MeSH:

- ((type 2 diabetes mellitus[MeSH Terms]) AND (ketogenic diet[MeSH Terms])).
- ((ketogenic diet[MeSH Terms])) AND (microbiota[MeSH Terms])).

Se redactaron unas ecuaciones de búsqueda, en inglés y español, de literatura científica:

- Diabetes mellitus tipo 2, dieta cetogénica y ejercicio físico.
- Diabetes mellitus tipo 2 y dieta cetogénica.
- Dieta cetogénica y microbiota intestinal.

3.3. Criterios de selección de los estudios

Los criterios de inclusión para la selección de artículos científicos fueron:

- Adultos con DM2.
- Artículos publicados entre 2013 y 2024, inclusive.
- Artículos disponibles en texto completo, y de acceso gratuito.
- Artículos publicados en inglés o español.

Los criterios de exclusión considerados fueron:

- Artículos sobre pacientes con DM diferente a la tipo 2.
- Estudios sobre mujeres embarazadas o lactantes.
- Estudios en animales.

3.4. Sistema de lectura crítica utilizado

El sistema de lectura crítico que he utilizado para llevar a cabo la revisión sistemática se ha basado en el Programa de Habilidades en Lectura Crítica Español (CASPe: Critical Appraisal Skills Programme Español) (25).

Las 10 preguntas en las que se basa este programa están adaptadas de: Oxman AD, Guyatt GH et al, Users' Guides to The Medical Literature, VI How to use an overview. (JAMA 1994; 272 (17): 1367-1371).

Se comenzó con un proceso de eliminación de artículos, descartando los que no tenían un tema claramente definido (población de estudio, la intervención realizada y los resultados considerados) y aquellos que no contaban con un diseño apropiado para la pregunta propuesta.

Posteriormente se consideró el esquema de preguntas detalladas desarrollado por CASPe:

1. ¿Son estudios importantes y pertinentes?
2. ¿Los autores de la revisión han valorado la calidad de los estudios incluidos?
3. ¿Es correcto combinar resultados de diferentes estudios?

Considerar si:

a. Los resultados de los estudios eran similares.
b. Los resultados de todos los estudios incluidos están claramente presentados.

    c. Están discutidos los motivos de cualquier variación de los resultados.

4. ¿Cuál es el resultado global de la revisión?

5. ¿Cuál es la precisión del resultado/s? Buscar los intervalos de confianza de los estimadores.

6. ¿Se pueden aplicar los resultados en tu medio?

7. ¿Se han considerado todos los resultados importantes para tomar la decisión?

8. ¿Los beneficios merecen la pena frente a los perjuicios y costes?

4. Resultados

En la Tabla 1 y Figura 1 se muestra el proceso que se ha llevado a cabo para la selección de artículos:

Tabla 1 *Proceso de Selección de Artículos*

Palabras Clave		Total	Filtrado[*]	Art. Selecc.
Pubmed				
1	"type 2 diabetes mellitus" AND "ketogenic diet" AND "physical activity"	35	14	5
2	"type 2 diabetes mellitus" AND "ketogenic diet"	177	85	7
3	"Ketogenic diet" AND "microbiota"	227	82	5
Biblioteca UOC				
4	"type 2 diabetes mellitus" AND "ketogenic diet" AND "physical activity"	31	18	3
5	"type 2 diabetes mellitus" AND "ketogenic diet"	314	218	6
6	"Ketogenic diet" AND "microbiota"	362	300	4
Biblioteca Cochrane				
7	"type 2 diabetes mellitus" AND "ketogenic diet" AND "physical activity"	15	14	2
8	"type 2 diabetes mellitus" AND "ketogenic diet"	51	43	3
9	"Ketogenic diet" AND "microbiota"	23	23	3

NOTA: Total=Total de artículos señalados, Filtrado=Artículos filtrados (eliminados), Art.Selecc.=Artículos seleccionados.
[*]-Filtros aplicados: - años 2013 a 2024, - free full text, - idioma inglés y español, - palabras clave aplicadas

Figura 1 *Proceso de Selección de Artículos*

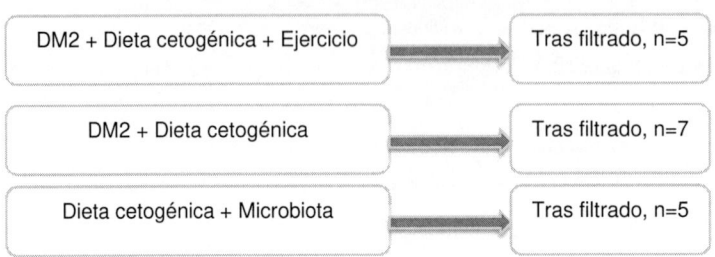

DM2 + Dieta cetogénica + Ejercicio	→	Tras filtrado, n=5
DM2 + Dieta cetogénica	→	Tras filtrado, n=7
Dieta cetogénica + Microbiota	→	Tras filtrado, n=5

4.1. Tipos de estudios revisados

Son tres los tipos de estudio que se revisan en este trabajo; las Tablas 2 a 4 evidencian en modo sintético la información más relevante extraída de los estudios seleccionados:

- Referidos a Dieta Cetogénica, Ejercicio Físico y DM2
- Referidos a Dieta Cetogénica, y DM2
- Referidos a Dieta Cetogénica y Microbiota Intestinal

Tabla 2

Estudios de DM2, Dieta Cetogénica y Ejercicio Físico

Autores y año de publicación	Objetivos	Muestra/País	Diseño, Intervención	Conclusiones	Aspectos a destacar
Ketogenic Diet Benefits to Weight Loss, Glycemic Control, and Lipid Profiles in Overweight Patients with Type 2 Diabetes Mellitus: A Meta-Analysis of Randomized Controlled Trails					
Zhou, C., et al., (2022) (26)	Validar la dieta cetogénica (DC) en pacientes con sobrepeso y DM2, valorando los cambios en el peso, el control glucémico y perfil lipídico	España, Australia, EEUU, Kuwait.	Meta-análisis	DC beneficios sobre peso, control glucémico, mejora perfil lipídico en DM2 y sobrepeso: reduce peso, talla de cintura, HbA1c y triglicéridos, aumenta HDL	No incluye ejercicio físico

An Online Intervention Comparing a Very Low-Carbohydrate Ketogenic Diet and Lifestyle Recommendations Versus a Plate Method Diet in Overweight Individuals With Type 2 Diabetes: A Randomized Controlled Trial

Saslow, L. R., et al (2017) (27)	Contrastar efecto de dieta cetogénica baja en carbohidratos y estilo de vida saludable vs. programa on-line (crea tu plato) de Asoc. Americana de Diabetes (ADA), y el de ambas sobre el control glucémico, nivel de colesterol, triglicéridos, peso, en personas con sobrepeso y DM2	EEUU (Califor nia)	Estudio piloto, asignación aleatoria a grupo experimental, con grupo de control, de 32 semanas. Regresión lineal de efectos mixtos significativa	DC y estilo saludable de vida mejor para el peso que dieta hipolipídica, en personas con DM2	Limitacion es: tamaño escaso, duración escasa, población objetivo sesgada, bajo seguimien to de la práctica deportiva

The effect of a short-term low-carbohydrate, high-fat diet with or without postmeal walks on glycemic control and inflammation in type 2 diabetes: a randomized trial

Myette-Côté, É., et al. (2018) (28)	Determinar si dieta baja en carbohidratos y alta en grasas (LC) reduce hiperglucemia (reducción de marcadores de activación de células inmunes innatas en la DM2. Valorar si dieta baja en CH y alta en grasas es mejor que esa misma con actividad física	Canadá	Estudio cruzado aleatorizado con tres condiciones experimentales (4 días): 1-Dieta índice glucémico bajo (GL), 2-Dieta baja en carbohidratos y alta en grasas (LC), 3-Dieta LC con actividad física tras las comidas (LC+Ex)	Dieta baja en carbohidratos con o sin ejercicio físico mejoró el control glucémico y niveles de proinsulina comparada con dieta de indice glucémico bajo. Ejercicio físico tras la ingesta mejoró el control glucémico. Necesario nuevos estudios.	Valora marcador es de activación de células inmunes, pero no estudia los efectos en marcador es de perfil lipídico, HbA1c o peso corporal

Dietary carbohydrate restriction as the first approach in diabetes management: Critical review and evidence base

Feinman, R. D., et al (2015) (29)	La dieta baja en carbohidratos en DM reduce niveles de glucemia, peso limita el uso de fármacos, en DM1 y DM2	EEUU	Revisión basada en evidencia científica. 12 puntos de evidencia respaldan las dietas bajas en carbohidratos de primer enfoque para DM2, y complementario en DM1	12 evidencias (restricción de CH): -Tiene mayor efecto en disminución de glucemia, -No requiere pérdida de peso. -Adherencia a dieta baja en CH igual que otras, - HbA1c y triglicéridos disminuyen, aumenta colesterol HDL. Reduce o elimina la medicación en DM2 Menos efectos secundarios que algunos fármacos	Revisión crítica. No incluye al ejercicio físico
Adherence to ketogenic diet in lifestyle interventions in adults with overweight or obesity and type 2 diabetes: a scoping review					
Li, S., et al. (2023) (30)	Revisión eficacia de dieta cetogénica (DC) y actividad física (AF) el control del peso y DM2. Evalúar adherencia a la DC y AF en personas con sobrepeso-obesidad y DM2	EEUU, Israel, Australia, Canadá.	Scoping review, considerando 5 pasos modificados de Arksey y O'Malley, informados según guías PRISMA-ScR.	Necesidad de estrategias de intervención que mejoren adherencia a DC, y herramientas de evaluación de dieta y AF para control de peso de DM2	Evalúa adherencia a la DC y EF. No valora como afecta a DM2

Tabla 3

Estudios de Dieta Cetogénica y DM2

Autores y año de publicación	Objetivos	Muestra /País	Diseño, Intervención	Conclusiones	Aspectos a destacar
Italian Ketogenic Mediterranean Diet in Overweight and Obese Patients with Prediabetes or Type 2 Diabetes					
Ivan, C. R., et al. (2022) (31)	Probar dieta mediterránea y DC hipocalórica (VLCKD), vs. dieta mediterránea hipocalórica (VLCD), para control glucometabólico, peso y composición corporal en sobrepeso-obesidad, DM2 (terapia de 30 días)	Italia	Ensayo piloto no aleatorizado controlado, dos condiciones experimentales (VLCKD y VLCD). Se mide glucemia sanguínea, pérdida de peso y composición corporal	Dieta VLCKD mejor que VLCD en composición corporal, control metabólico glucídico y lipídico, en corto tiempo, en pacientes con soprepeso-obesidad y DM2 (no insulino-dependientes)	Parámetros medidos:- Peso, -talla, - talla de cintura y cadera, - Beta-hidroxibutirat o (capilar), - GOT, -GPT, - GGT, -glucosa, -Hb1Ac, - colesterol total, -col. HDL, col. LDL, - triglicéridos, - microalbumin uria, - insulinemia, - péptido C, - creatinina
Short-term safety, tolerability and efficacy of a very low-calorie-ketogenic diet interventional weight loss program versus hypocaloric diet in patients with type 2 diabetes mellitus					
Goday, A., et al. (2016) (32)	Evaluar seguridad y tolerabilidad de DC baja en calorías (VLCK: <50 g carbohidratos/día) en programa de pérdida de peso, con modificación del estilo de vida (Método Diaprokal) en DM2, comparado con dieta baja en calorías (guías ADA:	España	n=89 personas (dos sexos). Ensayo clínico prospectivo, abierto, multicéntrico, aleatorizado. Dos condiciones experimentales (4 meses). Entre 30 y 65 años, DM2, IMC∈[30,35]	Dieta VLCK reduce más peso y mejora control glucémico que dieta hipocalórica estándar en DM2	Parámetros medidos: - Peso, - IMC, talla cintura, - Glucemia, - HbA1c, - insulinemia, - OMA-IR, - triglicéridos, - colesterol total, - col. HDL, -col. LDL

	American Diabetes Association)				

Effect of a ketogenic diet versus Mediterranean diet on glycated hemoglobin in individuals with prediabetes and type 2 diabetes mellitus: The interventional Keto-Med randomized crossover trial

| Gardner, C. D., et al. (2022) (33) | Comparar dietas bajas en CH (verduras sin almidón, sin azúcar añadido, sin granos refinados) y otras (con frutas, legumbres, granos enteros, o sin frutas, ni legumbres, ni granos enteros), sobre el control glucémico, y el riesgo cardiovascular en preDM y DM2. Duración 4 meses. Primero dieta baja en CH (WFKD) seguida de dieta Med-Plus | EEUU (Califor nia). | Ensayo intervencionist a, cruzado y aleatorizado. mayores de 18 años, n=40 (con preDM o DM2). 12 +12 semanas | Mejoría HbA1c en ambas dietas: - WFKD mejoría triglicéridos, - MedPlus mejoría LDL, pero era menos sostenible (baja ingesta de nutrientes) | Parámetros medidos: - HbA1c, - triglicéridos, - HDL, -LDL - colesterol, - peso |

The effect of periodic ketogenic diet on newly diagnosed overweight or obese patients with type 2 diabetes

| Li, S., et al. (2022) (34) | Efecto de DC periódica en sobrepeso-obesidad en DM2. 1-DC; alimentos: aceite oliva, mantequilla, huevos, cerdo, salmón, sardinas, brócoli, aguacate. CH 30-50 g/día, proteínas 60 g/día, grasas 130 g/día. 2-dieta habitual DM2; alimentos no | China | N=60 pacientes, sobrepesados-obesos, DM2. 12 semanas. 2 condiciones experimentales : 1-DC, 2-Dieta normal de DM2. Asignación aleatoria | La DC periódica controla peso, glucosa y lípidos en sangre de obesos-sobrepesados con DM2. Persistencia a largo plazo difícil | Parámetros medidos: - peso, -talla, - talla cintura, - HbA1c, -ácido úrico, - creatinina, - triglicéridos, - LDL, -HDL |

	limitados: carbohidratos 250-280 g/día, proteínas 60 g/día, grasas 20 g/día. Ambas dietas 1500cal/día				

Very-Low-Calorie Ketogenic Diet as a Safe and Valuable Tool for Long-Term Glycemic Management in Patients with Obesity and Type 2 Diabetes

| Moriconi, E., et al. (2021) (35) | Determinar eficacia, seguridad durabilidad de DC baja en calorías (VLCKD), vs. dieta hipocalórica estandar (LCD), en obesidad y DM2 | Italia | Estudio retrospectivo. N=30 (35 a 75 años), obesidad y DM2. Duración 12 meses. Dos grupos, asignación aleatoria: 1-dieta VLCDK, 2-dieta LCD. Evaluaciones: inicio (T1), 3 meses (T2), 12 meses (T3) | T1 y T2: -reduce IMC, HbA1c, mejora calidad de vida, conducta alimentaria en grupo 1. T3: -en VLCKD 27% pacientes dejan antidiabéticos, 73% solo toma metformina. -En LCD 47% pacientes aumentaros dosis antidiabéticas. | Parámetros medidos: - HbA1c, -perfil lipídico, - flitrado glomerular (CKD-EPI), - beta-hidroxibutirat o, -peso, -IMC, -TA (ambas), - talla cintura y cadera, - calidad vida, conducta alimentaria Resultados apuntan a posible eliminación de la DM2 |

Twelve-month outcomes of a randomized trial of a moderate-carbohydrate versus very low-carbohydrate diet in overweight adults with type 2 diabetes mellitus or prediabetes

| Saslow, L. R., et al. (2017) (36) | Comparar DC baja en HC y dieta hipolipídica baja en HC. Evidenciar cual reduce más la medicamentación | EEUU | Ensayo aleatorio, 12 meses, dos condiciones experimentales, asignación aleatoria: 1-DC | Dieta LCK mejora peso, HbA1c. en seguimiento (6 meses) aumenta LDL en grupo 1; se desvanece al año. Proporción de | Parámetros medidos: - HbA1c, -LDL, - HDL, -peso, - IMC |

| | | | | baja en HC (LCK) (20-50g/día, excluida fibra), 2-dieta hipolipídica, hipocalórica y baja en HC (40-45% de calorías son HC)

Criterios inclusión: - mayor 18 años, sobrepeso, hemoglobina glucosilada superior a 6% (HbA1c) | triglicéridos a HDL (predictor de enfermedad coronaria) disminuye. Nadie sufrió cetoacidósis diabética.

En adultos con preDM o DM2 (no insulinodependientes) mejora control glucémico (con menos medicación) en grupo DC baja en HC.

Necesarios más ensayos |

Effects of a two meals-a-day ketogenic diet on newly diagnosed obese patients with type 2 diabetes mellitus: A retrospective observational study

| Li, S., et al. (2023) (37) | Discriminar efectos de DC (solo 2 comidas/día) en obesos con DM2, vs. dieta diabética convencional | China | Estudio retrospectivo observacional. N=60 adultos obesos y DM2. Dos condiciones experimentales: 1-DC hipocalórica (2 comidas/día) (30-35 g CH/día, 130g grasa/día, 60g proteína/día), 2-dieta diabética convencional hipocalórica (230-280g CH/día, 20g | Mejorías significativas en grupo 1 (DC hipocalórica) en peso, glucosa en sangre, lípidos en sangre, resistencia a insulina, niveles de ácido úrico, talla de cintura, IMC, colesterol total, triglicéridos, lipoproteínas alta y baja densidad, glucosa e insulina en sangre en ayunas, | Parámetros medidos: - Peso, -IMC, - talla de cintura, - glucemia, - resistencia a insulina, insulina en ayunas, - HbA1c, -ácido úrico, colesterol total, - triglicéridos, - LDL, -HDL |

		grasa/día, 60g proteína/día)	hemoglobina glucosilada		

Tabla 4

Estudios Elegidos sobre Dieta Cetogénica y Microbiota Intestinal

Autores y año de publicación	Objetivos	Muestra /País	Diseño, intervención	Conclusiones	Aspectos a destacar
Ketogenic Diet and Microbiota: Friends or Enemies?					
Paoli, A., et al. (2019) (38)	Analizar interacciones entre DC y MI, e incidencia en salud humana. Dieta MAD (Modified Atkins Diet), dieta LGIT (bajo índice glucémico)	Italia, España, Brasil	Revisión sistemática. Artículos completos, ingleses, de 2015 a 2019, accesibles, en vivo e in vitro, ensayos aleatorios y con controles, en humanos y con animales. Incluyen efecto de DC sobre MI	DC, MAD, LGIT, adecuadas para adelgazar (obesos, atletas) Riqueza y diversidad de bacterias depende de DC: - ventajas (remodela MI), - inconvenientes (aumentan bacterias proinflamatorias) Limitaciones: estudios cortos, con enfermedades concretas, variabilidad de MI	Dieta VLCKD aumenta prebióticos (inulina, lactulosa, fructooligosacáridos, galactooligosacáridos), probióticos (bifidobacterias) Ventajas en dietas hiperlipídicas con grasas poliinsaturadas, proteínas vegetales que mantienen la función

			Recomendar eliminar edulcorantes artificiales: alteran la MI		intestinal normal. Necesario más estudios

The Influence of Ketogenic Diet on Gut Microbiota: Potential Benefits, Risks and Indications

| Santangelo, et al. (2023) (39) | Resumir indicaciones de DC (KD) en niños, y comprender impacto en MI; comprensión del eje cerebro-gástrico. Se estudia la DC en:- Epilepsia, - Obesidad, - Cáncer, - Asma | Italia | Revisión narrativa. Búsqueda sistemática. La revisión quiso identificar-analizar textos sobre DC (KD), ingleses, desde 1993 hasta 2023. | DC altera diversidad del MI, y los metabolitos intestinales. Esto afecta a comunicación cerebro-aparato digestivo. Algunos ácidos grasos de cadena corta (AGCC) que atraviesan barrera hematoencefálica explican modulación de DC en algunas enfermedades (aún se desconoce la totalidad de la actuación) La DC aumenta: - Akkermansia muciniphila, - Parabacteroides, - | Población pediátrica. CH en la DC: 20-50g o menos |

					Escherichia coli, - Lactobacillus, y disminuye: - Desulfovibrio, - Proteobacteria, - Bifidobacterium.
The Impact of a Very-Low-Calorie Ketogenic Diet in the Gut Microbiota Composition in Obesity					
Zambrano, et al. (2023) (40)	Visión del impacto de DC hipocalórica (VLCKD) sobre MI, en obesos	Ecuador, Argentina, Italia	Revisión sistemática	Facilitador de obesidad: - genética, - dieta, - estilo de vida. Relación entre cepas bacterianas y peso. VLCKD para perder peso: sin CH y triglicéridos, a. grasos son fuente de energía. Podría modular la MI, restaurar su homeostasis (eficaz en tto. epilepsia, Alzheimer, enfermedades inflamatorias, síndrome intestinal, obesidad. Efecto bueno sobre MI como dietas vegetales	VLCKD: - Aumenta - Bacteroidetes, - Firmicutes, - Proteobacteria, - Verrucomicrob iotaDisminuye: - Firmicutes, - Firmicutes/Bac teroidetes ratio, - Proteobacteria, - Actinobacteria

The Role of the Gut Microbiota on the Beneficial Effects of Ketogenic Diets					
Attaye, I., et al. (2021) (41)	Resumir conocimiento sobre efectos metabólicos de la DC y papel de MI	Países Bajos	Revisión sistemática	DC influye en diversidad Alpha, disminuye *Firmicutes,* aumenta *Bacteroidetes.* Produce disminución de AGCC, aumento de *Akkermansia Muciniphila* (marcadores asociados con mejor salud metabólica, sensibilidad a insulina, pérdida de peso, menos convulsiones), mediados por la MI	Necesario realizar más estudios

The ketogenic diet: its impact on human gut microbiota and potential consequent health outcomes: a systematic literature review					
Rew, L., et al. (2022) (42)	Examinar impacto de DC en MI humana aisladamente, sin el sesgo de modelos murinos o MI en desarrollo. Averiguar impacto de MI sobre salud.	Reino Unido	Revisión sistemática. 8 trabajos de investigación	En personas ciertas bacterias y sus metabolitos alterados por adherencia a DC: disminución de Bifidobacterium y AGCC fecales, y bacterias	Puede afectar a obesidad, DM2 y depresión.

	productoras de butirato de Firmicutes) posible efecto perjudicial sobre colon.

4.2. Año de edición

En función del foco en que se centra el estudio, evidenciamos diferentes patrones en relación con el año de edición del documento (Tabla 5)

Tabla 5

Año de Edición

Año de edición	N	%
DM2, dieta cetogénica, ejercicio físico		
2015	1	20.0
2017	1	20.0
2018	1	20.0
2022	1	20.0
2023	1	20.0
DM2, dieta cetogénica		
2016	1	14.3
2017	1	14.3
2021	1	14.3
2022	3	42.9
2023	1	14.3
Dieta cetogénica, microbiota intestinal		
2019	1	20.0
2022	1	20.0
2023	3	60.0
NOTA: n=Frecuencia, %=Porcentaje		

Se observa que no hay un patrón de ocurrencia definido, ni un periodo de mayor producción literaria, aunque sí se evidencia que, en relación con la temática de la DC y la MI, tanto como el 60% de la producción se centró en el último periodo (año 2023). Cuando la temática se centró exclusivamente en la DC y la DM2, el año de mayor producción fue el 2022, que registró el 42.9% de los textos analizados. El Ejercicio físico, la DC y la DM2 no generaron ninguna producción superior en ningún periodo.

4.3. País y Continente de Edición

La Tabla 6 registra los países de origen de las publicaciones estudiadas; en la Tabla 7 se evidencian los continentes de origen de esas mismas publicaciones.

Tabla 6

País de Edición

País de edición	N	%
DM2, dieta cetogénica, ejercicio físico		
España, Australia, EEUU, Kuwait	1	20.0
EEUU	2	40.0
Canadá	1	20.0
EEUU, Israel, Australia, Canadá	1	20.0
DM2, dieta cetogénica		
EEUU	2	28.6
Italia	2	28.6
España	1	14.3
China	2	28.6
Dieta cetogénica, microbiota intestinal		
Italia	1	20.0
Italia, España, Brasil	1	20.0
Ecuador, Argentina, Italia	1	20.0
Países Bajos	1	20.0
Reino Unido	1	20.0
NOTA: n=Frecuencia, %=Porcentaje		

En el caso de los trabajos centrados en la DC y la DM2, los países de origen mayoritarios de los trabajos analizados fueron EEUU, Italia y China, con el 28.6% de los artículos respectivamente.

En el caso de los trabajos orientados al estudio de la DC, la DM2 y el Ejercicio físico, mayoritariamente fue EEUU quien más publicaciones emitió (40%). Y en el caso de los trabajos centrados a la DC y la MI, no hubo un país con una producción mayoritaria, repartiéndose un trabajo en Italia, Países Bajos, Reino Unido, y Ecuador, Argentina e Italia, e Italia, España y Brasil (20% respectivamente).

Tabla 7

Continente de edición

Continente de edición	N	%
DM2, dieta cetogénica, ejercicio físico		
América del Norte	3	60.0
Europa, Asia, América del Norte, Australia y Oceanía	1	20.0
Asia, América del Norte, Australia y Oceanía	1	20.0
DM2, dieta cetogénica		
Europa	3	42.9
Asia	2	28.6
América del Norte	2	28.6
Dieta cetogénica, microbiota intestinal		
Europa	3	60.0
Europa, Centro-América o América del Sur	2	40.0
NOTA: n=Frecuencia, %=Porcentaje		

Fue Europa (42.9%) el continente de mayor producción de textos sobre DC y DM2, seguido por Asia y América del Norte, con un 28.6% de la producción literaria. Del mismo modo nuevamente Europa acapara la mayoría de los artículos estudiados sobre DC y MI (60%), seguido por una agrupación de orígenes que registran el 40% de los artículos (Europa, Centro-América o América del Sur). Cuando los trabajos que se analizan se centran en la DC, el Ejercicio físico y la DM2, la mayoría de los artículos corresponden a América del Norte (60%), seguidos por conjuntos combinados de orígenes continentales: Europa, Asia, América del Norte, Australia y Oceanía, y Asia, América del Norte, Australia y Oceanía, ambos colectivos con el 20% respectivamente.

4.4. Fuentes de procedencia del Artículo (revista); País de Procedencia

Podemos evidenciar que son múltiples las revistas que se han encargado de editar textos científicos relacionados con la DC, la DM2, el Ejercicio físico y la MI (Tabla 8). En Tabla 9 se puede estudiar el país de procedencia de las citadas revistas.

Tabla 8

Fuente del Artículo Estudiado

Revista (País)	N	%
DM2, dieta cetogénica, ejercicio físico		
Journal of Medical Internet Research (Canadá)	1	20.0
American journal of Phisiology (EEUU)	1	20.0
Nutrition and Diabetes (Reino Unido)	1	20.0
Revista Interrnacional de Investigación Ambiental y Salud Pública (Suiza)	1	20.0
Nutrición (España, América Latina)	1	20.0
DM2, dieta cetogénica		
Nutrition and Diabetes (Reino Unido)	2	28.6
Nutrientes (Suiza)	2	28.6
American Journal of Clinical Nutrition (EEUU)	1	14.3
BMC Endocrine Disorders (Reino Unido)	1	14.3
Medicine (R) (EEUU)	1	14.3
Dieta cetogénica, microbiota intestinal		
Genes (Suiza)	1	20.0
Nutrientes (Suiza)	3	60.0
Gastroenterología y Hepatología; de la Cama al Banco (Países Bajos)	1	20.0
NOTA: n=Frecuencia, *%*=Porcentaje		

Esencialmente dos revistas acaparan la mayoría de las publicaciones: Nutrition and Diabetes, con el 17.6% de los textos, y Nutrientes, con el 29.4%; entre ambas superan el 47% del total. No hay un país de origen mayoritario en este bloque de documentos, siendo los países de procedencia de las fuentes Suiza, EEUU, Canadá, Reino Unido, España, y América Latina, con una publicación en cada caso (20%)

El análisis por tipo de estudio muestra que en aquellos sobre la DC y la DM2 prevalecen las revistas Nutrition and Diabetes y Nutrientes, ambas con el 28.6% de los artículos analizados. Los países de procedencia de las revistas de este segmento son el Reino Unido (42.9%), Suiza, y EEUU, ambos con el 28.6%.

Tabla 9

País de Procedencia de la Fuente

País de la fuente	N	%
DM2, dieta cetogénica, ejercicio físico		
Suiza	1	20.0
EEUU	1	20.0
Canadá	1	20.0
Reino Unido	1	20.0
España, América Latina	1	20.0
DM2, dieta cetogénica		
Suiza	2	28.6
EEUU	2	28.6
Reino Unido	3	42.9
Dieta cetogénica, microbiota intestinal		
Suiza	4	80.0
Países Bajos	1	20.0
NOTA: n=Frecuencia, %=Porcentaje		

Si los estudios son sobre DM2, DC y ejercicio físico, no hay una revista con mayoría de estudios, repartiéndose los artículos entre cinco de ellas: Journal of Medical Internet Research, American Journal of Phisiology, Nutrition and Diabetes, Revista Interrnacional de Investigación Ambiental y Salud Pública, y Nutrición, cada una con el 20% de los estudios (España, América Latina). En referencia a los estudios centrados en la DC y la MI, es mayoritaria la presencia de la revista Nutrientes, con el 60% de la producción científica; el 80% de las publicaciones de este segmento son de revistas suizas, y el 20% de revistas de los Países Bajos.

4.5. Tipo de Estudio

Los trabajos analizados son de dos tipos esencialmente: estudios experimentales y revisiones sistemáticas. En el primer caso se trata de estudios experimentales con o sin grupo de control, trabajos cuasi experimentales, con o sin aleatorización de los individuos a los grupos, con dos o tres condiciones experimentales, y con o sin seguimientos. En el segundo caso se trata de metaanálisis, revisiones sistemáticas, revisiones de alcance, o revisiones narrativas. El análisis de estas características muestra en Tabla 10 las evidencias.

Tabla 10

Tipo de Estudio

Tipo de estudio	N	%
DM2, dieta cetogénica, ejercicio físico		
Metaanálisis, revisión sistemática, revisión de alcance, revisión narrativa	3	60.0
Estudio experimental, cuasi experimental	2	40.0
DM2, dieta cetogénica		
Estudio experimental, cuasi experimental	7	100.0
Dieta cetogénica, microbiota intestinal		
Metaanálisis, revisión sistemática, revisión de alcance, revisión narrativa	5	100.0
NOTA: n=Frecuencia, %=Porcentaje		

En general, de los 17 trabajos analizados, son estudios experimentales o cuasi experimentales nueve (52.9%), siendo el resto diferentes formatos de revisión sistemática. En aquellos orientados a la DM2, DC y ejercicio físico, el 60% fueron trabajos de revisión, siendo el resto de corte empírico. En los casos de estudios centrados en la DC y la DM2 la totalidad (n=7) fueron trabajos empíricos, y la totalidad de trabajos centrados en la DC y la MI fueron revisiones (n=5).

4.5.1. Trabajos Empíricos: Duración de las Intervenciones, Número de Condiciones Experimentales, Seguimientos

En relación específicamente a los trabajos de tipo empírico-experimental, se observa que, de las nueve investigaciones de corte numérico, las duraciones de los protocolos van desde menos de un mes hasta un año, con un promedio de 5.4 meses (DE=4.5 meses). También se evidencia que solo dos trabajos disponen de grupo de control (22.2%), y que la mayoría de ellos disponen de dos condiciones experimentales (88.9%).

4.6. Tamaño muestral, Número de Estudios Revisados

Si bien la totalidad de estudios empíricos refieren la cuantía exacta de la muestra de personas estudiada, no ocurre otro tanto con los trabajos de revisión, pues no en todos ellos se indica la totalidad de estudios que se han analizado. Las Tablas 11 y 12 indican estos aspectos.

Tabla 11

Tamaño de la Muestra

Temática del estudio	M	DE
DM2, dieta cetogénica, ejercicio físico	20.5	6.4
DM2, dieta cetogénica	56.1	22.8
NOTA: n=Frecuencia, %=Porcentaje		

Los documentos estudiados muestran tamaños muestrales que van de los 16 a los 89 individuos, generalmente de ambos sexos. La media de personas por estudio se pudo cuantificar en 49 (DE=25.3 personas).

En los estudios centrados en la DM2, la DC, y el ejercicio físico, la media de personas estudiadas fue de 20.5 (DE=6.4). La muestra más escasa es de apenas 16 personas y la mayor de 25 personas. En el caso de los trabajos centrados en la DM2 y la DC, la media de personas estudiadas ascendió a 56.1 (DE=22.8). El grupo más pequeño fue de 30 personas, y el mayor de 89 personas. No hubo estudios de corte experimental de temática DM2, DC, MI.

Tabla 12

Número de Estudios Analizados

Temática del estudio	n	%
DM2, dieta cetogénica, ejercicio físico	9.5	2.1
Dieta cetogénica, microbiota intestinal, DM2	18.3	17.1
NOTA: n=Frecuencia, %=Porcentaje		

En relación con el número de trabajos analizados en las diversas revisiones elegidas, se observa que la media de estudios es de 14.8 (DE=13.1). Hay un total de tres trabajos que no indican el número de documentos que analizan.

Segmentado el estudio en función del tema en que se centra, en los referidos a las temáticas de la DM2, la DC y el ejercicio físico, la media de trabajos es de 9.5 (DE=2.1). el mínimo número de documentos que se analizan son ocho, y el máximo son 11. En el caso de los estudios centrados en la DM2, la MI, y la DC, el número promedio de trabajos analizados asciende a 18.3 (DE=17.1); el trabajo que analiza menos documentos lo hace sobre un total de ocho, y el que más analiza lo hace sobre 38 trabajos. No hay revisiones centradas en DM2 y DC exclusivamente.

4.6.1. Rango de Años de Estudio (Revisiones Realizadas)

Los trabajos de revisión elegidos presentan una gran variabilidad de periodos temporales en que se seleccionan los textos para el análisis. Así se disponen de trabajos que no exponen el rango de años en que seleccionan trabajos para analizar, hasta el estudio que elige un rango muy amplio (30 años) para seleccionar los artículos base de sus análisis (desde 1993 hasta 2023), pasando por los que seleccionan un rango de 5 años (desde 2015 hasta 2019), de 12 años (desde 2007 hasta 2019), de 17 años (desde 2005 hasta 2022), o los tres trabajos que se limitan a exponer que pretenden recoger para el análisis las últimas investigaciones, sin mayores precisiones (17.7%).

4.7.   Número de Autores

En función de ser estudios empíricos o revisiones, no hay una clara diferencia en el número promedio de autores. En los estudios de carácter empírico, el promedio de autores asciende a alrededor de 9 (DE=3.1), y en los trabajos de revisión, el número promedio de autores es de 8.5 (DE=6.5). en el primer caso el mínimo de autores es de cuatro y el máximo de 13, y en el segundo caso el mínimo es de tres y el máximo de 23 autores. Entre los trabajos de revisión no hay una ocurrencia mayoritaria sobre el número de autores, cosa que sí se manifiesta en los trabajos de corte empírico que son más frecuentes los trabajos de ocho a 12 autores.

4.8.   Prevalencia de la DC sobre Otras Estrategias Terapéuticas

El trabajo que nos ocupa se plantea en tres ámbitos (epígrafe 4.1.). En este sentido, y en función del foco de interés correspondiente, se presentarán los resultados de las diferentes estrategias terapéuticas empleadas.

Todas las orientaciones terapéuticas analizadas tienen en común la búsqueda de un tipo de ventajas: las mejoras de ciertos indicadores biológicos que señalan la eficacia de esta: disminución en el peso, en la talla de cintura, el perfil lipídico, la HbA1c, el índice glucémico, los triglicéridos, etc.

4.8.1. Dieta en Trabajos Focalizados en la DC, DM2 y Ejercicio físico

En conclusión general de lo que los trabajos referidos a DC, DM2 y ejercicio físico se puede exponer: la DC, aplicada sobre personas con sobrepeso y DM2, tuvo significativas ventajas en el sentido de reducir la talla de cintura, el peso, la HbA1c, los triglicéridos, y aumentar las lipoproteinas de alta densidad (26). Estos resultados se asemejan a los hallados por Saslow et al. (27), que en 32 semanas, sobre personas con DM2 y sobrepeso, en contraposición con la dieta de la Asociación Estadounidense de Diabetes, y aplicando una DC baja en CH, e introduciendo cambios en los estilos de vida, obtuvieron mejoras en los indicadores de peso, HbA1c, y triglicéridos. Myette-Côté (28), con tres condiciones experimentales de 4 días cada una (1-dieta baja en grasas, 2-dieta baja en HC, 3-dieta baja en HC + caminatas postprandiales 15' después de comer), mostró como la dieta baja en HC en sinergia con la actividad física reducía el índice glucémico, y como la dieta baja en HC (con o sin ejercicio físico) mejoraba, por encima de lo conseguido con la dieta baja en grasa, esa misma mejoría. Redundando en la eficacia e idoneidad de la DC, y mostrando la ineficacia de las dietas bajas en grasa, el Dr. Feinman et al., (29), propuso hasta 12 indicadores que señalan de modo inequívoco (basados en evidencias poco o nada cuestionadas) que la DC debe ser la elección en caso de DM2, y la terapia coadyuvante esencial en el caso de DM1 (farmacodependiente), reduciendo en estos casos de manera significativa el uso de insulina hetero administrada. Finalmente, Li et al., (30) promueven la idea de ayudar a ser más adherentes a la DC, y al cambio de hábitos deportivos (actividad física), habida cuenta de que ha mostrado con claridad su eficacia en personas con sobrepeso-obesidad y DM2, en lo concerniente a la reducción de peso y el control de la citada DM2.

4.8.2. Dieta en Trabajos Focalizados en la DC y la DM2

Cierto número de trabajos solo se han centrado en el estudio de la influencia de la DC sobre la DM2 y el sobrepeso-obesidad. En todos los casos la DC se muestra como claramente eficaz disminuidora del peso. El trabajo de Cincione et al., (31), en que se contrastan dos dietas mediterráneas hipocalóricas durante 30 días (una cetogénica y la otra no), sobre pacientes sobre pesados-obesos y con DM2, identifica que si bien ambas dietas redujeron el peso, el IMC, la cantidad de grasa del cuerpo, solo la cetogénica mostró diferencias significativas en relación con la grasa, y que solo la dieta cetogénica redujo la talla de cintura de los pacientes, y consiguió una disminución significativa en la glucosa en sangre en ayunas, de la HbA1c, la insulina, el colesterol total del péptido C, el LDL y los triglicéridos.

En ocasiones la tolerabilidad de la DC se puso en entredicho, y en la intención de contrastarla el trabajo de Goday et al., (32) con 89 personas sobre pesadas-obesas y con DM2, compara la dieta baja en calorías con la DC muy baja en calorías, en un ensayo de 4 meses, evidenciando que la DC reducía mejor el peso, la talla de cintura, la HbA1c, el índice glucémico que la dieta tradicional, sin que hubiera diferencias entre ambas en la relación albúmina/creatinina en orina, en la creatinina y el nitrógeno ureico en sangre, ni en ningún indicador de seguridad.

Tampoco hay acuerdo sobre lo que es una DC estrictamente bien ajustada. El trabajo de Gardner et al., (33) compara dos dietas de pocos HC (DC y dieta mediterránea plus) con tres diferencias (tener o no legumbres, ídem frutas, ídem cereales integrales de grano entero), durante 12 semanas, en personas sobrepesas-obesas y con DM2. Ambas dietas redujeron la HbA1c, peso, insulina en ayunas, índices de glucosa y grasa en sangre, e ingesta de nutrientes, pero fueron mejores en DC los triglicéridos, el LDL, el peso, el HDL. Sin embargo, en la DC se ingirió menos fibra, y tres nutrientes menos, siendo más sostenible la dieta Med-Plus. Un segundo trabajo (36) de Saslow et al., se centra en ese mismo adecuado ajuste de la dieta. Con 34 personas con elevado peso y HbA1c por encima del 6%, se propusieron dos dietas, una cetogénica de pocos HC y una moderada de HC, y baja en grasa. La DC mostró ser mejor para la reducción de peso y de HbA1c, para la reducción de los riesgos de la diabetes, y el uso de medicinas, como resultados a los 12 meses.

Dado que la DC emplea la grasa como combustible en lugar de los HC, se produjo una investigación con 60 pacientes obesos o sobre pesados recién diagnosticados de DM2, que durante cuatro meses se alimentaron con DC o dieta habitual para la diabetes (34). Ambos grupos redujeron peso, IMC, talla de cintura, triglicéridos, colesterol total y de alta y baja densidad de lipoproteínas, glucosa e insulina en ayunas, HbA1c, siendo mayores significativamente las reducciones en la DC. Sin embargo, el ácido úrico sérico mostró tendencia a ascender el este primer grupo, y se puso en entredicho la persistencia (adherencia) a largo plazo. Esta DC sin otros apoyos (ejercicio, por ejemplo) presenta algunos problemas, especialmente en lo que concierne al uso de medicamentos. En esta línea de pensamiento, y para verificarlo, con 30 pacientes sobre pesados u obesos, con DM2, durante 12 meses, se siguió un programa que compraba los efectos de la DC y la dieta baja en calorías, evidenciándose que la DC a los 3 y 12 meses consiguieron, por encima de la dieta baja en calorías, mejoras en el IMC, la HbA1c, la calidad de vida y la conducta alimentaria. También se redujo el uso de fármacos (27% los suspendió, 73% solo tomaba metformina), y el grupo de dieta tradicional aumentaron el uso de fármacos (35).

4.8.3. Dieta en Trabajos Focalizados en la DC y MI

No solo la dieta es eficaz para ajustar los indicadores biológicos relacionados con el sobrepeso, la obesidad y/o la DM2. También incide de manera manifiesta en la MI (comunidades microbianas intestinales relevantes para la salud y la enfermedad humana). Esta MI es influenciada, además de por la conducta alimentaria, por el medio ambiente, y repercute en varias facetas de la vida, desde la homeostasis energética hasta la producción de compuestos bioactivos. En relación con ella la DC, además del control del peso y los indicadores de la DM se ha expandido hasta llegar a ser operativa para aspectos tan diversos como el control de las convulsiones (41).

El hecho de que la arquitectura microbiana intestinal sea modulable permite acceder a aspectos positivos derivados de ello, como mejoras de las funciones biológicas intestinales, y otros adversos, como la baja variabilidad de bacterias intestinales, o la proliferación elevada de bacterias proinflamatorias. En cualquier caso, y dado que no se trata de aspectos que se puedan seguir linealmente, y que las actuales composiciones de MI pudieran estar relacionadas con pasadas conductas alimentarias, es complicado poder identificar cómo la MI puede cambiar concretamente con las diferentes dietas; modificar con control la MI por medio de la DC es algo alcanzable, pero aún solo futurible (38).

El uso restringido de azúcares aumenta los cuerpos cetónicos, empleados como recursos energéticos (39, 40), que involucra distintos procesos, influyendo (sobre todo en niños) en algunos trastornos. Pero dado que aún se desconoce el mecanismo preciso de acción de la DC, y más todavía en lo referido a la MI, y dado que esta afecta al metabolismo, la nutrición, y los sistemas nervioso e inmunitario, se necesitan nuevos trabajos que disciernan el efecto a medio o largo plazo del empleo de DC en el control de la DM, el peso y otros indicadores, sobre todo por la potencialidad que le acompaña de promover la disbiosis intestinal (desequilibrio de la MI) (39).

No todo son ventajas con la DC, sobre todo la ajustada calóricamente a la baja, pues ha demostrado su presencia en la insuficiencia cardiaca, la esquizofrenia, la esclerosis múltiple, el Parkinson y la obesidad. También se conoce la relación entre DC y la regulación del peso, el metabolismo, y el hambre. Recientemente se reconoce la influencia en la disbiosis y la obesidad. Sin embargo, aún se desconoce la profundidad de la DC sobre los metabolitos, y como la modulación de la MI puede ser beneficiosa para la persona, por lo que se hace necesario nuevas investigaciones (40,41).

La DC además aumenta la sensibilidad a la insulina, reduciendo la dislipemia, factores estrechamente asociados a enfermedades cardiovasculares y metabólicas. Pero se desconoce la manera de controlar por medio de la DC los efectos metabólicos beneficiosos deseados, si bien recientes investigaciones aun han avanzado evidenciando que la DC hipergrasa y baja en azúcares puede inducir y/o aumentar el deterioro cognitivo en ratones, por causa de la presencia abundante de Bilophila Wadsworthia en el aparato digestivo de los roedores; esta manifestación también se asoció a un deterioro del hipocampo del cerebro animal (41).

Finalmente, estudios recientes (42) ponen de manifiesto que la persistencia en el empleo de la DC tiene graves riesgos para la salud. Se sabe que tras la DC prolongada se produce una disminución de la Bifidobacterium, como consecuencia de la bajada de efectivos de las bacterias productoras de butirato Firmicutes. Por otro lado, se ha evidenciado que la DC reduce la presencia de ácidos grasos de cadena corta; todo ello son factores de riesgo para la salud del colon. De hecho, la bajada de la Bifidobacterium se asocia con cierta rotundidad con la obesidad, la DM2, y la depresión (42).

5. Discusión

Realizar ejercicio físico y llevar a cabo una alimentación saludable es el tratamiento de primera línea de la diabetes mellitus (de cualquier tipo). La dieta más estudiada en diabéticos ha sido la dieta mediterránea, por la cantidad de efectos beneficiosos que aporta a la salud cardiovascular y por no ocasionar efectos secundarios que puedan afectar a la salud de los pacientes (no realiza restricción estricta de macronutrientes y es variada y equilibrada). Existen otro tipo de dietas menos estudiadas en población diabética (bajas en grasas, bajas en hidratos de carbono, ricas en proteínas, ayuno intermitente, dieta cetogénica, dieta paleolítica, etc) que pueden influir en el metabolismo glucídico, lipídico y en datos antropométricos. La dieta cetogénica, al restringir la cantidad diaria de hidratos de carbono, afecta al metabolismo de la glucosa en el cuerpo humano, provocando una serie de cambios. El hecho de restringir los hidratos de carbono provoca un descenso en los niveles de glucemia basal en ayunas y de HbA1c, al igual que una mejoría de los niveles de colesterol LDL y triglicéridos y una disminución del peso y de la circunferencia de cintura. Al unir estos cambios con la práctica de ejercicio físico, obtenemos una mejoría en la condición física y en la salud micro y macrovascular del paciente con diabetes mellitus.

El objetivo general de esta revisión fue valorar el impacto metabólico de la combinación de dieta cetogénica y del ejercicio físico en el paciente con Diabetes Mellitus tipo 2. En cuanto a los trabajos referidos a DC, DM2 y ejercicio físico se puede exponer: la DC, aplicada sobre personas con sobrepeso y DM2, tuvo significativas ventajas en el sentido de reducir la talla de cintura, el peso, la HbA1c, los triglicéridos, y aumentar el colesterol HDL (26). Sin embargo, son necesarios nuevos estudios ante el número tan limitado de estudios que encontramos.

Cierto número de trabajos solo se han centrado en el estudio de la influencia de la DC sobre la DM2 y el sobrepeso-obesidad. En todos los casos la DC se muestra como claramente eficaz disminuidora del peso. (31-36).

Una de las cuestiones planteadas a la hora de realizar la revisión ha sido la necesidad de establecer un control estricto de los niveles de glucosa y de cetonas (beta-hidroxibutirato) en sangre, ya que la cetoacidosis es una de las complicaciones más frecuentes en este tipo de dietas donde se restringen los hidratos de carbono.

Por otro lado, no solo la dieta es eficaz para ajustar indicadores biológicos relacionados con factores de riesgo cardiovascular. También incide en la MI. Pero dado que aún se desconoce el mecanismo preciso de acción de la DC, y más todavía en lo referido a la MI, y dado que esta afecta al metabolismo, la nutrición, y los sistemas nervioso e inmunitario, se necesitan nuevos trabajos que disciernan el efecto a medio o largo plazo del empleo de DC en el control de la DM, el peso y otros indicadores, sobre todo por la potencialidad que le acompaña de promover la disbiosis intestinal (desequilibrio de la MI) (39).

Limitaciones de la revisión:

- Se han encontrado muy pocos estudios que relacionen las 3 variables: dieta cetogénica, ejercicio físico y diabetes mellitus tipo 2.
- La mayoría de estudios revisados se han realizado en otros países, existiendo una limitación de investigaciones realizadas sobre esta temática en España.
- Debido a los posibles efectos secundarios y al seguimiento necesario mediante análisis de cuerpos cetónicos y estado de salud, hay un escaso número de estudios que realicen una dieta cetogénica en pacientes con DM.
- Realizar una dieta cetogénica sin un seguimiento adecuado de los posibles efectos secundarios que puede generar, es un posible riesgo que hay que tener en cuenta en pacientes diabéticos.

6. Aplicabilidad y nuevas líneas de investigación

Los efectos beneficiosos de la dieta cetogénica en pacientes con diabetes mellitus tipo 2 presentan un adecuado volumen de fundamentación científica. Sin embargo, es necesario desarrollar un mayor número de investigaciones científicas sobre la influencia de la práctica de ejercicio físico en pacientes diabéticos sometidos a una dieta cetogénica (aplicándolo tanto a DM tipo 1 como a tipo 2). Sería necesario describir el tipo de ejercicio físico al que se someterían los pacientes, para realizar comparaciones entre diferentes tipos de ejercicio. Otro punto de interés es que la mayoría de estudios se han realizado en población de otros países europeos, estadounidenses, sudamericanos o asiáticos. En España existe una carencia de investigaciones que abarquen este tema.

En cuanto a los resultados obtenidos en esta revisión, se pueden establecer futuras líneas de investigación:

- Comparar el ejercicio de intensidad baja-moderada y ejercicio de intensidad moderada-alta en pacientes con diabetes mellitus tipo 2.
- Comparar la dieta cetogénica y el ayuno intermitente en pacientes con diabetes mellitus tipo 1.
- La dieta cetogénica junto con el ejercicio físico de intensidad moderada-alta puede ser una línea de investigación interesante como opción terapéutica en población española con DM tipo 2.

Plantearía el siguiente proyecto de investigación, con el objetivo de profundizar en los beneficios de la práctica regular de ejercicio físico a una intensidad moderada-alta y una alimentación saludable como herramienta de prevención y tratamiento de la diabetes mellitus tipo 2 en población española.

6.7. Diseño y tipo de estudio

Llevaría a cabo un estudio experimental, prospectivo y longitudinal con dos grupos separados aleatoriamente:

- Grupo 1: pacientes con DM2 que seguirán una dieta cetogénica y realizarán ejercicio físico a una intensidad moderada-alta.
- El grupo 2 (grupo control): pacientes con DM2 que seguirán una dieta estándar (por ejemplo, dieta mediterránea) y realizarán ejercicio físico a una intensidad baja.

Ambos grupos serán controlados por un nutricionista y un entrenador cualificados para pacientes con DM2.

Para garantizar la fiabilidad de los datos, optaríamos por realizar una investigación durante 6 meses, con control continuo de los pacientes. Esta duración permitiría el análisis de la HbA1c, que en los laboratorios estándar de hospitales permiten analizarla cada 3 meses y no previamente. Al realizarla durante este periodo nos garantizaría una mayor probabilidad de obtener resultados significativos sobre las variables a estudio.

6.8. Población diana

La población sobre la que se realizaría la intervención planteada estaría constituida por adultos de nacionalidad española, con diabetes mellitus tipo 2, que presenten otros factores de riesgo cardiovascular (hipertensión, dislipemia, obesidad, etc.). El tamaño muestral sería elevado con el objetivo de obtener resultados significativos. Los datos se podrían recoger de la consulta de Atención Primaria o Endocrinología en diferentes provincias.

6.9. Sistema de recogida de datos

Se realizarán varios sistemas de recogida de datos:

- Datos antropométricos: se medirá el peso, el IMC y la circunferencia de cintura.
  Se medirán al inicio y al final del estudio.
- Datos analíticos: glucemia capilar, glucemia basal, HbA1c, colesterol total, LDL, HDL, triglicéridos. Niveles de beta-hidroxibutirato periódicos para comprobar que no se encuentran en estado cetoacidótico.
  Se medirán al inicio, a los 3 meses y a los 6 meses. Los niveles de glucemia capilar y beta-hidroxibutirato se medirán de forma más frecuente para evitar complicaciones como la cetoacidosis.
- Constantes: tensión arterial. Se medirá al inicio, a los 3 meses y a los 6 meses.

Además, se llevará a cabo un registro periódico de alimentación por parte del nutricionista y un registro de la cantidad y el tipo de ejercicio físico realizado de forma semanal.

6.10. Variables del estudio

- Variables independientes: el tipo de dieta (cetogénica o mediterránea) y el tipo de ejercicio físico (intensidad moderada-alta o intensidad baja).

- Variables dependientes: datos antropométricos, datos analíticos y constantes.

6.11. Estrategias de análisis de datos

El registro de los datos podría realizarse a través del programa Excel. El análisis de los datos podría procesarse mediante el programa estadístico SPSS. De esta manera se podría analizar la significación estadística de las comparaciones establecidas entre grupos.

6.12. Consideraciones éticas

En primer lugar, se presentaría el protocolo de investigación a un comité de ética para su aprobación. Se crearía un consentimiento informado para la participación en el estudio y se establecería un sistema de claves para la asignación anónima de los participantes. Se establecería, además, una asignación aleatoria de los mismos a cada grupo. Los datos obtenidos en el estudio serían únicamente conocidos y utilizados por el equipo de investigadores, estando prohibida la difusión de datos. No se pondrá en riesgo la salud de ningún participante. Si aparecen complicaciones se pararía el estudio.

7. Conclusiones

El objetivo de la revisión bibliográfica realizada fue analizar el impacto metabólico de la dieta cetogénica junto con la práctica de ejercicio físico en población con DM2.

En base a los resultados obtenidos, la evidencia científica demuestra que una alimentación basada en una dieta cetogénica, mejora los parámetros antropométricos, el perfil glucídico y el perfil lipídico en pacientes con DM2: ha demostrado una reducción de los niveles de glucemia en ayunas, de HbA1c, triglicéridos, colesterol total, peso corporal y circunferencia de cintura. Este tipo de dieta, al restringir la ingesta de carbohidratos, genera cuerpos cetónicos, por lo que debe estar controlada por expertos, para evitar posibles complicaciones, como la cetoacidosis.

De igual modo, se analizó cómo influía la dieta cetogénica sobre la composición de la MI, observando que aún se desconoce el mecanismo preciso de acción, siendo necesarios nuevos trabajos que disciernan el efecto a medio o largo plazo del empleo de DC, ya que afecta a la disbiosis intestinal y puede estar en relación con enfermedades neurológicas.

En conclusión, en base a los datos extraídos de la revisión bibliográfica realizada, se evidencia la necesidad de llevar a cabo un mayor número de estudios sobre la influencia de la dieta cetogénica y el ejercicio físico en población española con DM2. De esta forma, se podrían valorar los beneficios de llevar a cabo una alimentación saludable y la práctica de ejercicio físico como pilares en el tratamiento de la DM2, enfermedad de gran prevalencia y con gran repercusión sobre la salud de la población.

8. Bibliografía

1. American Diabetes Association Professional Practice Committee. Diagnosis and Classification of Diabetes: Standards of Care in Diabetes - 2024. Diabetes Care. 2024 Jan 1;47 (Suppl 1): S20-S42. https://doi.org/10.2337/dc24-S002

2. Sacks DB, Arnold M, Bakris GL, et al. Guidelines and recommendations for laboratory analysis in the diagnosis and management of diabetes mellitus. Diabetes Care 2023;46:e151–e199.

3. Wang C, Zhang Y, Zhang L, Hou X, Lu H, Shen Y, et al. Prevalence of type 2 diabetes among high-risk adults in Shanghai from 2002 to 2012. PLoS One. 2014;9(7):e102926.

4. International Diabetes Federation. Atlas de la Diabetes de la FID. Décima edición 2021 [Internet]. Disponible en: https://diabetesatlas.org/atlas/tenth-edition/

5. Global Burden of Disease Collaborative Network. Global Burden of Disease Study 2019. Results. Institute for Health Metrics and Evaluation. 2020 (https://vizhub.healthdata.org/gbd-results/).

6. GBD 2021 Diabetes Collaborators. Global, regional, and national burden of diabetes from 1990 to 2021, with projections of prevalence to 2050: a systematic analysis for the Global Burden of Disease Study 2021. Lancet. 2023 Jul 15; 402 (10397): 203-234. doi: 10.1016/S0140-6736(23)01301-6.

7. American Diabetes Association Professional Practice Committee. Standards of medical care in diabetes. Diabetes Care. 2022;45(suppl 1): S17–S38. doi:10.2337/dc22-S002

8. Lobos Bejarano, JM; Brotons Cuixart, C. Factores de riesgo cardiovascular y atención primaria: evaluación e intervención. 2011 Diciembre; Vol. 43. Núm. 12. páginas 668-677.

9. Jerez Fernández CI, Medina Pereira YA, Ortiz Chang AS, González Olmedo SI, Aguirre Gaete MC. Fisiopatología y alteraciones clínicas de la diabetes mellitus tipo 2: revisión de literatura. nova [Internet]. 2022 Sep. 13;20(38):65-103. Available from: https://hemeroteca.unad.edu.co/index.php/nova/article/view/6184

10. Lytrivi, M., Castell, A. L., Poitout, V., & Cnop, M. (2020). Recent Insights Into Mechanisms of β-Cell Lipo- and Glucolipotoxicity in Type 2 Diabetes. Journal of molecular biology, 432(5), 1514–1534. https://doi.org/10.1016/j.jmb.2019.09.016

11. Fundamentals of biochemistry; life at the molecular level, 4th ed. Reference and Research Book News 2012 10;27(5).

12. De Fronzo RA. From the Triumvirate to the Ominous Octet: A new paradigm for the Treatment of Type 2 Diabetes Mellitus. Diabetes. 2009;58(4): 773-95.

13. Buse JB, Wexler DJ, Tsapas A, et al. Management of Hyperglycemia in Type 2 Diabetes, 2018. A Consensus Report by the American Diabetes Association (ADA) and the European Association for the Study of Diabetes (EASD). Diabetes Care 43(2):487–493, 2020. doi: 10.2337/dci19-0066

14. Wylie-rosett J, Aebersold K, Conlon B, Isasi CR, Ostrovsky NW. Health Effects of Low-Carbohydrate Diets: Where Should New Research Go? Current Diabetes Reports 2013 04;13(2):271-278.

15. Jin, E. S., Sherry, A. D., & Malloy, C. R. Interaction between the pentose phosphate pathway and gluconeogenesis from glycerol in the liver. The Journal of biological chemistry. 2014; 289(47), 32593–32603. https://doi.org/10.1074/jbc.M114.577692.

16. Segura J, Ruilope LM. Contribución del riñón en la homeostasis de la glucosa [Contribution of the kidney to glucose homeostasis]. Med Clin (Barc). 2013 Sep;141 Suppl 2:26-30. https://doi.org/10.1016/S0025-7753(13)70060-5

17. Álvarez, Julia; Fernández Real, JM et al. Microbiota intestinal y salud. Elsevier; 2021. Vol. 44. Núm. 7; páginas 519-535. DOI: 10.1016/j.gastrohep.2021.01.009

18. M. Arumugam, J. Raes, E. Pelletier, D. Le Paslier, T. Yamada, D.R. Mende, et al. Enterotypes of the human gut microbiome. Nature, 473 (2011), pp. 174-180 http://dx.doi.org/10.1038/nature09944

19. E.E. Canfora, R.C.R. Meex, K. Venema, E.E. Blaak. Gut microbial metabolites in obesity, NAFLD and T2DM. Nat Rev Endocrinol, 15 (2019), pp. 261-273 http://dx.doi.org/10.1038/s41574-019-0156-z

20. Zhao X, Zhang Y, Guo R, Yu W, Zhang F, Wu F, et al. The Alteration in Composition and Function of Gut Microbiome in Patients with Type 2 Diabetes. Journal of Diabetes Research. 2020;2020.

21. Moreno-Sepúlveda, José; Capponi, Magdalena. Dieta baja en carbohidratos y dieta cetogénica: impacto en enfermedades metabólicas y reproductivas. Rev. méd. Chile. 2020 Nov; 148 (11): 1630-1639. Disponible en: http://www.scielo.cl/scielo.php?script=sci_arttext&pid=S0034-98872020001101630&lng=es.

22. D. Zeevi, T. Korem, N. Zmora, D. Israeli, D. Rothschild, A. Weinberger, et al. Personalized Nutrition by Prediction of Glycemic Responses. Cell, 163 (2015), pp. 1079-1094 http://dx.doi.org/10.1016/j.cell.2015.11.001

23. Evans K. Diabetic ketoacidosis: update on management. Clinical medicine (London, England), 2019. 19(5), 396–398. https://doi.org/10.7861/clinmed.2019-0284

24. Quílez Llopis P; Reig García-Galbis M. Control glucémico a través del ejercicio físico en pacientes con diabetes mellitus tipo 2; revisión sistemática. Nutr Hosp. 2015;31(4):1465-1472. ISSN 0212-1611

25. Cabello, J.B. por CASPe. Plantilla para ayudarte a entender una Revisión Sistemática. En: CASPe. Guías CASPe de Lectura Crítica de la Literatura Médica. Alicante: CASPe; 2005. Cuaderno I. p.13-17

Bibliografía Tabla de Resultados:

26. Zhou, C., Wang, M., Liang, J., He, G., & Chen, N. (2022). Ketogenic Diet Benefits to Weight Loss, Glycemic Control, and Lipid Profiles in Overweight Patients with Type 2 Diabetes Mellitus: A Meta-Analysis of Randomized Controlled Trails. International journal of environmental research and public health, 19(16), 10429. https://doi.org/10.3390/ijerph191610429

27. Saslow, L. R., Mason, A. E., Kim, S., Goldman, V., Ploutz-Snyder, R., Bayandorian, H., Daubenmier, J., Hecht, F. M., & Moskowitz, J. T. (2017). An Online Intervention Comparing a Very Low-Carbohydrate Ketogenic Diet and Lifestyle Recommendations Versus a Plate Method Diet in Overweight Individuals With Type 2 Diabetes: A Randomized Controlled Trial. Journal of medical Internet research, 19(2), e36. https://doi.org/10.2196/jmir.5806

28. Myette-Côté, É., Durrer, C., Neudorf, H., Bammert, T. D., Botezelli, J. D., Johnson, J. D., DeSouza, C. A., & Little, J. P. (2018). The effect of a short-term low-carbohydrate, high-fat diet with or without postmeal walks on glycemic control and inflammation in type 2 diabetes: a randomized trial. American journal of physiology. Regulatory, integrative and comparative physiology, 315(6), R1210–R1219. https://doi.org/10.1152/ajpregu.00240.2018

29. Feinman, R. D., Pogozelski, W. K., Astrup, A., Bernstein, R. K., Fine, E. J., Westman, E. C., Accurso, A., Frassetto, L., Gower, B. A., McFarlane, S. I., Nielsen, J. V., Krarup, T., Saslow, L., Roth, K. S., Vernon, M. C., Volek, J. S., Wilshire, G. B., Dahlqvist, A., Sundberg, R., Childers, A., … Worm, N. (2015). Dietary carbohydrate restriction as the first approach in diabetes management: critical review and evidence base. Nutrition (Burbank, Los Angeles County, Calif.), 31(1), 1–13. https://doi.org/10.1016/j.nut.2014.06.011

30. Li, S., Du, Y., Meireles, C., Sharma, K., Qi, L., Castillo, A., & Wang, J. (2023). Adherence to ketogenic diet in lifestyle interventions in adults with overweight or obesity and type 2

diabetes: a scoping review. Nutrition & diabetes, 13(1), 16. https://doi.org/10.1038/s41387-023-00246-2

31. Ivan, C. R., Messina, A., Cibelli, G., Messina, G., Polito, R., Losavio, F., Torre, E., Monda, V., Monda, M., Quiete, S., Casula, E., Napoli, N., & Defeudis, G. (2022). Italian Ketogenic Mediterranean Diet in Overweight and Obese Patients with Prediabetes or Type 2 Diabetes. Nutrients, 14(20), 4361. https://doi.org/10.3390/nu14204361

32. Goday, A., Bellido, D., Sajoux, I., Crujeiras, A. B., Burguera, B., García-Luna, P. P., Oleaga, A., Moreno, B., & Casanueva, F. F. (2016). Short-term safety, tolerability and efficacy of a very low-calorie-ketogenic diet interventional weight loss program versus hypocaloric diet in patients with type 2 diabetes mellitus. Nutrition & diabetes, 6(9), e230. https://doi.org/10.1038/nutd.2016.36

33. Gardner, C. D., Landry, M. J., Perelman, D., Petlura, C., Durand, L. R., Aronica, L., Crimarco, A., Cunanan, K. M., Chang, A., Dant, C. C., Robinson, J. L., & Kim, S. H. (2022). Effect of a ketogenic diet versus Mediterranean diet on glycated hemoglobin in individuals with prediabetes and type 2 diabetes mellitus: The interventional Keto-Med randomized crossover trial. The American journal of clinical nutrition, 116(3), 640–652. https://doi.org/10.1093/ajcn/nqac154

34. Li, S., Lin, G., Chen, J., Chen, Z., Xu, F., Zhu, F., Zhang, J., & Yuan, S. (2022). The effect of periodic ketogenic diet on newly diagnosed overweight or obese patients with type 2 diabetes. BMC endocrine disorders, 22(1), 34. https://doi.org/10.1186/s12902-022-00947-2

35. Moriconi, E., Camajani, E., Fabbri, A., Lenzi, A., & Caprio, M. (2021). Very-Low-Calorie Ketogenic Diet as a Safe and Valuable Tool for Long-Term Glycemic Management in Patients with Obesity and Type 2 Diabetes. Nutrients, 13(3), 758. https://doi.org/10.3390/nu13030758

36. Saslow, L. R., Daubenmier, J. J., Moskowitz, J. T., Kim, S., Murphy, E. J., Phinney, S. D., Ploutz-Snyder, R., Goldman, V., Cox, R. M., Mason, A. E., Moran, P., & Hecht, F. M. (2017). Twelve-month outcomes of a randomized trial of a moderate-carbohydrate versus very low-carbohydrate diet in overweight adults with type 2 diabetes mellitus or prediabetes. Nutrition & diabetes, 7(12), 304. https://doi.org/10.1038/s41387-017-0006-9

37. Li, S., Yuan, S., Lin, G., & Zhang, J. (2023). Effects of a two meals-a-day ketogenic diet on newly diagnosed obese patients with type 2 diabetes mellitus: A retrospective observational study. Medicine, 102(43), e35753. https://doi.org/10.1097/MD.0000000000035753

38. Paoli, A., Mancin, L., Bianco, A., Thomas, E., Mota, J. F., & Piccini, F. (2019). Ketogenic Diet and Microbiota: Friends or Enemies?. Genes, 10(7), 534. https://doi.org/10.3390/genes10070534

39. Santangelo, A., Corsello, A., Spolidoro, G. C. I., Trovato, C. M., Agostoni, C., Orsini, A., Milani, G. P., & Peroni, D. G. (2023). The Influence of Ketogenic Diet on Gut Microbiota: Potential Benefits, Risks and Indications. Nutrients, 15(17), 3680. https://doi.org/10.3390/nu15173680

40. Zambrano, A. K., Cadena-Ullauri, S., Guevara-Ramírez, P., Frias-Toral, E., Ruiz-Pozo, V. A., Paz-Cruz, E., Tamayo-Trujillo, R., Chapela, S., Montalván, M., Sarno, G., Guerra, C. V., & Simancas-Racines, D. (2023). The Impact of a Very-Low-Calorie Ketogenic Diet in the Gut Microbiota Composition in Obesity. Nutrients, 15(12), 2728. https://doi.org/10.3390/nu15122728

41. Attaye, I., van Oppenraaij, S., Warmbrunn, M. V., & Nieuwdorp, M. (2021). The Role of the Gut Microbiota on the Beneficial Effects of Ketogenic Diets. Nutrients, 14(1), 191. https://doi.org/10.3390/nu14010191

42. Rew, L., Harris, M. D., & Goldie, J. (2022). The ketogenic diet: its impact on human gut microbiota and potential consequent health outcomes: a systematic literature review. Gastroenterology and hepatology from bed to bench, 15(4), 326–342. https://doi.org/10.22037/ghfbb.v15i4.2600